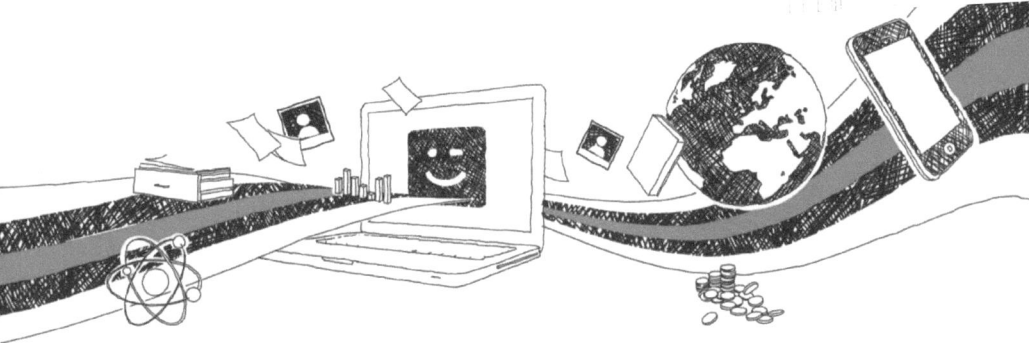
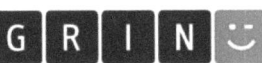

Das Potenzial von Gruppenarbeit in der psychiatrischen Pflege

Theodor König

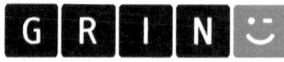

Bibliografische Information der Deutschen Nationalbibliothek:

Die Deutsche Nationalbibliothek verzeichnet diese Publikation in der Deutschen Nationalbibliografie; detaillierte bibliografische Daten sind im Internet über http://dnb.d-nb.de abrufbar.

ISBN: 9783346598028
Dieses Buch ist auch als E-Book erhältlich.

© GRIN Publishing GmbH
Nymphenburger Straße 86
80636 München

Druck und Bindung: Books on Demand GmbH, Norderstedt Germany
Gedruckt auf säurefreiem Papier aus verantwortungsvollen Quellen

Das Buch bei GRIN: https://www.grin.com/document/1176680

Inhaltsverzeichnis

1. Einleitung..2

2. Grundlagen der Gruppenarbeit 2

   2.1 Definition des Begriffs Gruppe...2

   2.2 Merkmale von Gruppen und Gruppenverhalten 3

   2.3 Zentrale Inhalte der Gruppenarbeit..4

      2.3.1 Grundlagen der Gruppenarbeit 4

      2.3.2 Gegenstand und Elemente 4

      2.3.3 Modelllernen und soziales Lernen 6

3. Berufliche Bedeutung von pflegetherapeutischen Gruppen in der psychiatrischen Pflege ..7

   3.1 Psychiatrische Pflege im 21. Jahrhundert 7

   3.2 Aufgabenfelder psychiatrischen Pflege 9

   3.3 Gruppenarbeit nach Peplau...10

      3.3.1 Die Bedeutung der Rollen 10

      3.3.2 Die Phase der Beziehung zwischen Pflegeperson und Patient 11

   3.4 Milieutherapie nach Edgar Heim..12

4. Wirksamkeit und Effizienz der Gruppenarbeit in der psychiatrischen Pflege (Analyse).....15

5. Fazit...18

Literaturverzeichnis 20

1. Einleitung

Der Ausdruck „Pflege" bezieht sich auf Hilfsleistungen für Kranke und Gesunde. Die Hilfsleistungen sollen zur Gesundheit beziehungsweise Genesung beitragen - der Kranke soll schnellstmöglich seine Unabhängigkeit wiedererlangen. Durchführende der psychiatrischen Pflege berücksichtigen bei ihrer Arbeit die sozialen, pädagogischen, psychischen und kulturellen Aspekte der Betroffenen. Sie setzen sich mit der einzelnen Person und deren Familie auseinander. Es ist zunächst zu ermitteln, in welchen Alltagsfähigkeiten Einschränkungen bei den Kranken bestehen. Die psychiatrische Pflege befasst sich mit ebendiesen Alltagsfähigkeiten. Die lebenspraktischen Fähigkeiten werden erhalten, wiederhergestellt oder angepasst.[1]

Eine Therapieform in der Psychiatrie ist die Gruppenarbeit. Ausgehend von diesen Vorüberlegungen befasst sich die Ausarbeitung mit der Thematik der beruflichen Bedeutung von pflegetherapeutischen Gruppen. Da die Gruppenarbeit Bestandteil der Psychiatrie ist, müssen die Berufsausübenden über die notwendigen Kompetenzen verfügen. Sie müssen sich mit der Theorie befassen, um die Gruppenarbeit effizient und wirksam umzusetzen. Gruppen besitzen bestimmte Funktionen, die zur Heilung beitragen können. Diese Funktionen werden in der Ausarbeitung näher betrachtet, um zu ermitteln, wie die Pflegenden beziehungsweise Therapeuten ebendiese Gruppenfunktionen fördern können.[2]

Diese Thematik steht im Mittelpunkt dieser Arbeit. Dabei geht es zentral um die Nutzung der Gruppenarbeit in der psychiatrischen Pflege. Im Mittelpunkt steht dabei die Frage: „Wie kann Gruppenarbeit effizient genutzt werden, um die sozialen Beziehungen der Patienten zu verbessern".

2. Grundlagen der Gruppenarbeit

2.1 Definition des Begriffs Gruppe

Eine Gruppe besteht zunächst aus einer „Mehrzahl von Individuen". Hierbei können „Personenkollektive" von der „Zweier-Gruppe [...] bis zur Gesamtgesellschaft"[3] gemeint sein. Der Begriff trägt daher häufig unscharfe Konturen, werden doch alle möglichen Personenkonstellationen, kleine bis sehr große, als Gruppe bezeichnet. Genauer bestimmen lässt sich eine Gruppe durch das Merkmal der von außen klar abgegrenzten sozialen Einheit sowie gemeinsam geteilte Ziele, Werte, Interessen oder Auffassungen. Relevant sind außerdem gruppenspezifisch ausgeprägte Normen. Die Mitglieder einer Gruppe verteilen sich auf verschiedene

---

[1] Vgl. Felgner, 2008, S. 53.
[2] Vgl. Amberger, Roll 2010, S. 176.
[3] Fuchs-Heinritz 2011, S. 262.

2

Positionen oder Rollen, an die bestimmte Anforderungen geknüpft bzw. mit denen bestimmte Rechte oder Pflichten verknüpft sind. In einer Gruppe entsteht oft ein Wir-Gefühl bzw. Wir-Bewusstsein in Bezug auf die gegenseitige Orientierung, die psychisch-geistige Verbundenheit und die gruppenbezogene Verantwortungsbereitschaft. Darüber hinaus ist die Gruppe durch eine ausreichende gruppeninterne Festigkeit gekennzeichnet.[4]

2.2 Merkmale von Gruppen und Gruppenverhalten

Zu den prägenden Merkmalen einer Gruppe gehören das dynamische Auftreten, die verschiedenen Aktivitäten und eine stetige Kommunikation der verschiedenen Mitglieder in einer Gruppe. Je nach Situation und externen Umständen sorgt die Gruppendynamik dafür, dass sich die Gruppe den jeweiligen Besonderheiten der Situation anpasst. Während teilweise nur einzelne Mitglieder der Gruppe zusammen interagieren, gibt es auch Aktivitäten, bei den alle Mitglieder gemeinsam interagieren. Je nach Aktivität kann die Gruppendynamik eine andere Struktur hervorbringen. Das Gruppenleben sorgt dafür, dass Mitglieder der Gruppe auch von anderen Gruppenmitgliedern lernen und profitieren können.[5]

Genauer wird die Gruppe durch folgende Merkmale bestimmt:

1. Es handelt sich um eine Mehrzahl von Personen, die eine für die Mitglieder und auch von außen klar abgegrenzte soziale Einheit ergeben.
2. Diese Gruppenmitglieder verfügen über eine gemeinsame Sprache, häufig gar eine gemeinsame eigenen Gruppensprache oder einen gemeinsamen eigenen Gruppenjargon.
3. Sie teilen gemeinsame Werte, Ziele, Interessen oder Auffassungen.
4. Es gelten gemeinsame gruppenspezifisch ausgeprägte Normen, wobei die Gruppenmitglieder bei Nichteinhaltung mit Sanktionen belegt werden; es gilt also eine soziale Kontrolle.
5. Die Mitglieder verteilen sich auf verschiedene Positionen oder Rollen, an die bestimmte Anforderungen geknüpft bzw. mit denen bestimmte Rechte oder Pflichten verknüpft sind; die Positionen bzw. Rollen sind rang- und statusmäßig definiert und wechselseitig aufeinander bezogen.
6. Es finden sich dauerhafte soziale Beziehungen und Interaktionen zwischen den Mitgliedern und ein räumlich, zeitlich und kooperativ gemeinsames Handeln zu Erreichung der Gruppenziele und zur Bewältigung von Aufgaben und Problemen.

---

[4] Vgl. Hillmann 2007, S. 318f.
[5] Vgl. Ennulat 2007, S. 12.

7. Es entsteht in der Gruppe ein Wir-Gefühl bzw. Wir-Bewusstsein in Bezug auf die gegenseitige Orientierung, die psychisch-geistige Verbundenheit und die gruppenbezogene Verantwortungsbereitschaft.

8. Die Gruppe zeichnet sich durch eine ausreichende gruppeninterne Festigkeit aus infolge des Zusammenhalts der Mitglieder. Dadurch wird eine gewisse Widerstandskraft erreicht gegen störende Binnen- oder Fremdeinwirkung.[6]

Wesentlich für Gruppen ist die durch das Gruppenverhalten geschaffene soziale Gemeinschaft. Entstehen kann dabei ein relativ enger Zusammenhang stehen und ein Gefühl der Zusammengehörigkeit (Wir-Gefühl).[7]

2.3 Zentrale Inhalte der Gruppenarbeit

2.3.1 Grundlagen der Gruppenarbeit

Die Wurzeln der Sozialen Gruppenarbeit liegen u.a. in Deutschland in der Jugendbewegung und der Reformpädagogik. Auch hier war durch den Nationalsozialismus bis 1945 eine Zäsur gegeben. Erst mit der Re-Migration deutschstämmiger Protagonisten sozialer Arbeit kamen die Konzepte wieder nach Deutschland zurück, nun als ‚social group work'. Darüber hinaus wurde diese Methode durch die Gruppendynamik in der Sozialpsychologie Kurt Lewins aus den 1930er Jahren und Erfahrungen in US-amerikanische Nachbarschaftsheimen ‚Settlements' weiterentwickelt. Die Wurzeln sind demnach sehr vielfältig, aber sie war auch immer durch eine normative Ausprägung gekennzeichnet.[8] Definieren lässt sich Gruppenarbeit als „ein Verfahren, mit dem Individuen innerhalb und durch kleine Primärgruppen geholfen werden soll, sich in wünschenswerter Richtung zu verändern. Dieses Verfahren erkennt die Kraft sozialer Kräfte an, die innerhalb kleiner Gruppen entstehen und versucht, diese Kräfte im Interesse der Veränderung von Klienten in Dienst zu nehmen. Die Bildung, Entwicklung und die Prozesse innerhalb der Gruppe werden vom Gruppenpädagogen bewusst und behutsam in Richtung der von ihm definierten Ziele seiner Hilfeleistung beeinflusst."[9]

2.3.2 Gegenstand und Elemente

Die Begriffe „soziale Gruppenarbeit" „Gruppenpädagogik" „Social Group Work" werden meist synonym verwendet. Ihr Gegenstand sind Verhaltensweisen und gruppendynamischen Prozesse von Kleingruppen, die Medium sozialpädagogischer Einflussnahme werden sollen.[10]

---

[6] Hillmann 2007, S.318f.
[7] Vgl. Leiße et. al. 2005, S. 181.
[8] Vgl. Galuske, 2007, S. 88f.
[9] Galuske, 2007, S. 89.
[10] Vgl. Simon 2019, S. 3.

Wichtige Elemente sind hierbei:

- „Die Gruppe ist nicht Selbstzweck, sondern zugleich Ort und Medium der Erziehung. Im Mittelpunkt stehen Wachstum, Reifung, Bildung, Heilung und/oder Eingliederung des Einzelnen. Die Gruppe ist in diesem Verständnis Instrument einer Einflussnahme.
- Von sozialer Gruppenarbeit kann erst dann die Rede sein, wenn ein in Gruppenpädagogik geschulter Experte als Leiter der Gruppe fungiert. Erst durch Schulung ist eine GruppenleiterIn in der Lage, sensibilisiert und technisch geschult, gezielt den Gruppenprozess im Interesse einer übergreifenden Zielsetzung zu beeinflussen.
- Die Zielsetzung orientiert sich - wie schon bei der Einzelfallhilfe - insbesondere bei den amerikanischen Autoren explizit an (re-)integrativen Bestrebungen: es geht um soziale Anpassung oder Steigerung der sozialen Funktionsfähigkeit.“[11]

Ziele der Gruppenarbeit sind das Einüben von Gruppenverhalten, Kooperation, Kommunikation, das Entwickeln von Selbstvertrauen, sozialer Kompetenz und Selbsterfahrung (auch im Spiegel anderer). Man ging vor allem seit den 60er Jahren davon aus, dass die Gruppenerfahrung „wesentliche Veränderungen in Richtung auf [die] persönliche Entwicklung und ein 'gesünderes' Sozialverhalten“[12] erwirken könne

In der Psychiatrie wird die Gruppenarbeit genutzt, um soziale Beziehungen zwischen Menschen nachzubilden. Die Kranken agieren in der Gruppe miteinander. Die Gruppe in der Psychiatrie bildet die Welt außerhalb der Psychiatrie in ausgewählten Punkten nach. Es ist dadurch möglich, Alltagssituation zu erschaffen und die Patienten bei der Bewältigung der resultierenden Aufgaben zu begleiten. Obgleich viele der Gruppen in der psychiatrischen Pflege zu einem bestimmten Zweck gebildet werden - beispielsweise dem Erlernen gesunder Ernährung in Kochkursen - dürfen die Pflegenden nicht die Grundlagen der Gruppentheorie unberücksichtigt lassen. Innerhalb der Gruppe bilden sich bestimmte Rollen aus und Interaktionen zwischen den Gruppenmitgliedern finden statt. Die Gruppe durchläuft verschiedene Phasen, die von außen durch die Anpassung der Rahmenbedingungen in einer gewissen Form gesteuert werden können. Es ist zu beachten, dass die Gruppe auf verschiedenen Ebenen arbeitet, wie der Sachebene und der Beziehungsebene. In der Beziehungsebene sind zwischenmenschliche Spannungen, Konflikte und Sympathien wichtig. Die Sachebene ist durch die tatsächlichen Inhalte der Arbeit der Gruppe gekennzeichnet.[13]

Bei der Betrachtung der Thematik der Gruppenarbeit in der Psychiatrie unterscheidet man zwischen offenen und geschlossenen Gruppen. Eine geschlossene Gruppe verfügt über eine

---

[11] Universität Kassel. o.J., S. 7.
[12] Hanffstengel 1998, S.38
[13] Vgl. Gaßmann Marschall 2008, S. 179-180.

fixe Anzahl an Mitgliedern. Offene Gruppen sind durch die Möglichkeit des Wechsels der Gruppenmitglieder gekennzeichnet. Neue Mitglieder können der Gruppe beitreten, andere Mitglieder verlassen die Gruppe. In diesem Zusammenhang stellt sich die Frage nach der Dauer der Gruppe. Grundsätzlich kann eine Gruppe im Rahmen der Gruppenarbeit unbegrenzt bestehen. Oftmals existiert die Gruppe so lange, bis das Ziel der Gruppe erfüllt ist.[14]

2.3.3 Modelllernen und soziales Lernen

Das Modelllernen ist ein Bestandteil der Gruppenarbeit in der Psychiatrie. Die Gruppenmitglieder erhalten Vorbilder, an denen sie sich orientieren können. Sie bewerten das Selbstbild und das Fremdbild. Haben die Patienten ein Bild geschaffen, das sie erreichen möchten, dann kontrollieren sie mit Hilfe der Gruppenmitglieder das eigene Verhalten und das zugehörige Bild.[15]

Entscheidend ist in diesem Zusammenhang auch der Begriff der sozialen Kompetenz, der mit dem Gruppenverhalten zu tun hat. Definieren lässt sich dieser Begriff folgendermaßen: „Soziale Kompetenz ist die Fähigkeit, in sozialen Interaktionen seine eigenen Ziele zu erreichen und Bedürfnisse zu befriedigen und gleichzeitig die Ziele und Bedürfnisse von anderen zu berücksichtigen."[16]

Die soziale Kompetenz ist ein - manchmal unscharf umrissener - Sammelbegriff für die verschiedensten Wissensbestände, Fähigkeiten und Fertigkeiten. Wenn ein Verhalten als sozial kompetent klassifiziert wird, ist damit stets ein sozialer Bezugspunkt mitgedacht, was die Perspektive der sozialen Umgebung und deren Feedback mit einbezieht. Teilbereich der sozialen Kompetenz ist die soziale Intelligenz, also die Fähigkeit, andere Menschen zu verstehen und in sozialen Beziehungen weise zu handeln. Man muss Situationen einschätzen können, seelische Zustände erkennen können, menschliches Verhalten beobachten, sich an Personen und Namen erinnern und einen Sinn für Humor haben. Ferner gehört die emotionale Intelligenz dazu, also die Fähigkeit, die eigenen Gefühle sowie die Gefühle anderer zu erkennen und differenzieren zu können, um sie für die Ausrichtung des eigenen Verhaltens zu nutzen. Sie äußert sich als Selbstwirksamkeit in emotionsauslösenden sozialen Transaktionen. Das Individuum sollte die Fähigkeit haben, ein erwünschtes Ergebnis zu erreichen. Die Person reagiert im besten Fall auf die soziale Transaktion und bahnt sich erfolgreich ihren Weg durch den interpersonalen Austausch und reguliert dabei wirksam die eigenen Gefühle und Reaktionen.[17]

---

[14] Vgl. Gaßmann, Marschall, Utschakowski, 2006, S. 181.
[15] Vgl. Amberger, Roll 2010, S. 176.
[16] Perren, Groeben, Stadelmann/Klitzing 2008, S. 89.
[17] Vgl. Kiper/Mischke 2008, S.152ff.

In der Gruppenarbeit werden dabei auch Prozesse des sozialen Lernens gestaltet. Das soziale Lernen weist vier unterschiedliche Aspekte auf:

- Soziales Lernen wird als sozialisatorischer Basisprozess verstanden, der alles Lernen als sozialen Prozess klassifiziert. Soziale Faktoren steuern die Entwicklung des Kindes, soziale Erfahrungen bilden eine Basis des eigenen Handelns und fördern die kognitive und sozial-kognitive Entwicklung. Der Mensch entwickelt sich in der Auseinandersetzung mit der sozialen Umwelt und der sozialen Wirklichkeit in einer Vielfalt von Perspektiven.

- Das Soziale Lernen wird als erleichternder Rahmen für alle möglichen Lernprozesse verstanden und bezieht sich damit auf unterstützende Lernsituationen. Der Gegenstand des Lernens ist in die soziale Erfahrungswelt des einzelnen eingebettet. Diese Tatsache enthält einen Bezug zur Motivationspsychologie.

- Soziales Lernen ist auch Anpassung und Integration; Es ist lernen erwünschten sozialen Verhaltens. Hier werden besonders konkrete Lernziele in den Blick genommen, die Autonomie und Verbundenheit in ein gesundes Gleichgewicht setzen wollen. Die Modellfunktion anderer Personen spielt eine Rolle für das soziale Lernen, und auch die eigenverantwortliche Eigenleistung des Kindes.

- Soziales Lernen kann auch als moralisches Lernen aufgefasst werden. Hier spielt die philosophische Ethik eine Rolle; die Werte, die in einer Gesellschaft bzw. einem Kulturkreis anerkannt sind und die diesen im Inneren zusammenhalten, sollen verinnerlicht werden. Hier geht es um die sozio-moralische Entwicklung des Kindes.

Zusammenfassend kann man das soziale Lernen als den Erwerb sozialer Verhaltensweisen, Fertigkeiten und Einstellungen und die Rollenübernahme charakterisieren. Die Hauptgrundlagen hierfür sind das alltägliche Modelllernen und die intentionale sozialerzieherische Förderung.[18]

3. Berufliche Bedeutung von pflegetherapeutischen Gruppen in der psychiatrischen Pflege

3.1 Psychiatrische Pflege im 21. Jahrhundert

Die psychiatrische Pflege im 21. Jahrhundert ist dadurch geprägt, in kommunikativen Prozessen emphatisch auf die Bedürfnisse der Patienten einzugehen und deren Störungen zu akzeptieren. Das Ziel einer jeden Behandlung ist es eben auch, bei dem Betroffenen ein gewisses Verständnis für seine Störung zu wecken und diesbezügliches Wissen aufzubauen. Dies

---

[18] Vgl. Lindner-Müller 2009, S.147.

kann den Patienten dazu befähigen, mit seiner Störung selbstständig besser umzugehen und leistet somit einen wichtigen Beitrag, um die Behandlung möglichst erfolgreich abzuschließen. Dabei steht die Beziehung zwischen der Pflege und dem Patienten heute im Vordergrund. Die professionelle Pflege bringt den Patienten im 21. Jahrhundert auf der einen Seite Wertschätzung und Empathie sowie auf der anderen Seite trotzdem eine gewisse Distanz entgegen. Es ist die Aufgabe der Pflege, eine Kombination aus emphatischem Verhalten und professioneller Distanz zu wählen - dieser Mittelweg entspricht dem Selbstverständnis der psychiatrischen Pflege im 21. Jahrhundert und ist Basis zahlreicher Bemühungen, den Patienten bestmöglich zu pflegen und zu behandeln.[19]

Die psychiatrische Pflege befasst sich vor diesem Hintergrund mit allen Fähigkeiten der Betroffenen, die im Alltag von Bedeutung sind. Ziel der Behandlung ist der Erhalt dieser Fähigkeiten, die Anpassung an die Erfordernisse sowie die Wiederherstellung der Kompetenzen, um ein selbstständiges Leben im Alltag zu ermöglichen.[20]

Die psychiatrische Pflege kümmert sich bei einem stationären Aufenthalt nicht um einzelne Probleme, sondern präferiert eine allumfassende Unterstützung, die sich auf die verschiedenen Pflegeprobleme fokussiert. Aufgrund der besonderen und schweren Situation für den Betroffenen sind gravierende Probleme und Umstellungen nahezu obligatorisch. Die Pflege ist dabei ein eigenständiger und selbstständiger Bereich, der die ärztliche Behandlung und Therapie ergänzen kann. Es geht somit darum, die Risiken für den Patienten zu minimieren, etwaige Gefahren zu reduzieren und trotzdem auf der anderen Seite den Patienten einen gewissen Freiraum einzuräumen, sodass die Selbstständigkeit nicht dauerhaft beeinträchtigt wird. Die psychiatrische Pflege postuliert trotz aller Hilfe, Sicherheit und Unterstützung somit ein gewisses Recht auf Risiko, das für die Entwicklung der Menschen unabdingbar ist. Schließlich sind die eigenen Entscheidungen unverzichtbar, um die Selbstständigkeit zu erhalten und sogar zu fördern.[21]

Zudem ist eine grundlegende Entwicklung bzw. ein primärer Aspekt des Selbstverständnisses im 21. Jahrhundert evident. Während in der frühen Vergangenheit die psychiatrische Pflege oftmals mit dem Wegsperren der Betroffenen und der Sicherung der Gesellschaft verbunden war, hat sich der Anspruch der psychiatrischen Pflege heute geändert. Heute steht das Individuum und dessen Behandlung im Vordergrund. Die psychiatrische Pflege dient nicht der Sicherung der Gesellschaft, sondern vielmehr der Besserung des Betroffenen.[22]

---

[19] Vgl. Amberger, Roll 2010, S. 413.
[20] Vgl. Felgner 2008, S.53.
[21] Vgl. Holnburger 2004, S.2.
[22] Vgl. Höhler 2004, 1. Teil 2.

3.2 Aufgabenfelder psychiatrischen Pflege

Bei der Pflege und Betreuung von psychisch kranken Menschen handelt es sich um keine speziellen theoretischen Konzepte des Pflegeprozesses. Einzig die Besonderheit psychischer Erkrankungen ist ausschlaggebend für die Unterscheidung zur Pflege in Allgemeinkrankenhäusern. Die Pflege und die Betreuung der Patienten sind von deren Krankheiten und den jeweiligen Einzelheiten des individuellen Falls abhängig – in der Allgemeinpflege wie in der Pflege psychisch kranker Menschen.[23]

Aufgaben innerhalb der psychiatrischen Pflege sind:

- Stationsorganisation: Hier ist vor allem die Materialwirtschaft ein sehr wichtiger Arbeitsbereich. Weiterhin müssen allgemeine Verwaltungsaufgaben erfüllt werden.
- Grundversorgung: Unter der Grundversorgung meint man die Verpflegung von Menschen mit Nahrung, Kleidung und sauberen Räumlichkeiten. Man kann dies als die „Hotelleistung" der Klinik bezeichnen.
- Allgemeine Krankenpflege: Dazu zählt zuallererst die Behandlungspflege, des Weiteren geht es um die zeitweise Übernahme krankheitsbedingt fehlender Kompetenzen des Patienten (zum Beispiel Hilfe bei der Körperpflege oder bei der Nahrungsaufnahme).[24]
- Alltagsbewältigung: Die Patienten sollen dazu befähigt werden, ihren Alltag trotz psychischer Erkrankungen bestreiten zu können. Darum besteht die Aufgabe der Pflege vor allem darin, bestimmtes Verhalten zu lehren, lebenspraktisches Training anzubieten und eine belastbare Alltagsstruktur zu entwickeln.
- Selbstpflegekompetenz: Es geht um die Entwicklung individueller Präventionsmaßnahmen, um die Patienten vor möglichen Rückfällen zu schützen. Aber auch der Umgang mit Rückfällen soll gelernt werden.
- Bewältigung von Beziehungsdefiziten: Oftmals führen psychische Erkrankungen zu Einschränkungen in der Beziehungsfähigkeit. Die Aufgabe der Pflege besteht darin, Beziehungsgestaltungen zu planen und durchzuführen. Im Vordergrund steht hierbei das Training der sozialen Kompetenz.
- Wohnraumgestaltung: Der vorhandene Wohnraum muss den allgemeinen und therapeutischen Bedürfnissen angepasst sein.
- Anleitung zum Wohnen und Zusammenleben in der Klinik: Der Patient soll ein sozialkonstruktives Verhalten erlernen, um in der Klinik bestmöglich leben zu können.[25]

---

[23] Vgl. Kistner 2002, S.4.
[24] Vgl. Kistner 2002, S.4.
[25] Vgl. Kistner 2002, S. 5.

Pflege und Betreuung stehen eng miteinander in Verbindung. Unter der Betreuung ist die rechtliche Vertretung von volljährigen Personen zu verstehen. Wenn ein Volljähriger aufgrund seiner psychischen Krankheit, einer körperlichen, geistigen oder seelischen Behinderung nicht mehr in der Lage ist, seine Angelegenheiten entweder ganz oder teilweise zu besorgen, wird dieser Person ein Betreuer bereitgestellt.[26] Die Betreuung darf nur soweit bereitgestellt werden, wie diese erforderlich ist. Einem Betreuer kommen gerichtliche und außergerichtliche Aufgaben zu. Darum kann der Betreuer anstelle des Betroffenen handeln und wirksam werden; beispielsweise kann er in eine ärztliche oder pflegerische Behandlung und/oder Therapie einwilligen. Es handelt sich hierbei nur um einen rechtlichen Betreuer. Dieser ist nicht für die tatsächliche Hilfe verantwortlich.[27]

Betreuer, die tatsächliche Hilfe leisten, also beispielsweise für den Patienten kochen oder ihn waschen, werden meist bei psychiatrischen Alterserkrankungen eingesetzt – vor allem bei Demenz-Kranken und bei Fällen schwerer geistiger Behinderung.[28]

3.3 Gruppenarbeit nach Peplau

3.3.1 Die Bedeutung der Rollen

Nach der Pflegetheorie von Peplau kommt den unterschiedlichen Rollen eine große Bedeutung zu. Die Pflegeperson nimmt verschiedene Rollen ein und ist beispielsweise Beobachter oder Ratgeber. Das Einnehmen der verschiedenen Rollen leistet demnach einen großen Beitrag für das Gelingen einer hochwertigen Pflege-Dienstleistung. Die Kombination der verschiedenen Handlungsweisen Beobachtung, Deutung und Eingriff ist somit von enormer Bedeutung, um das maximale Potential der Pflege auszunutzen. Ohne das gleichmäßige Erleben der verschiedenen Rollen ist ein einwandfreies Gelingen der Dienstleistung in der Pflege nicht denkbar und wahrscheinlich. Die Bedeutung dieser Rollen ist somit immens.[29]

Die Rollen sind bereits aus einer einfachen Tatsache von hoher Bedeutung für das Gelingen der Beziehung zwischen Patient und Pflegenden. Schließlich ist eine Aufrechterhaltung des normalen Lebensumfelds der Patienten wünschenswert, da die Genesung und Behandlung ohne tiefgreifende Veränderungen erfolgsversprechend ist. Im normalen Lebensalltag werden die Patienten und Menschen ebenfalls mit unterschiedlichen Rollen konfrontiert. Die Notwendigkeit dieser Halt gebenden Strukturen bezieht sich insbesondere auch auf die Pflege. Ohne

---

[26] Vgl. Harris 2010, S. 215.
[27] Vgl. Harris 2010, S. 215.
[28] Vgl. Bandelow 1999, S.157.
[29] Vgl. Amberger, Roll 2010, S.10.

Rollen gibt es keine feste Struktur, ohne feste Struktur wird nicht die optimale Wirkung erreicht.[30]

Die Interaktion ist in der Pflegetheorie von Peplau ein wichtiger Bestandteil der Pflege. Pflegende und Patienten interagieren kontinuierlich. Die Patienten stellen im Zuge der Konversation Erwartungen an die Pflegenden und erhoffen sich das Wahrnehmen einer bestimmten Rolle. Die Bedeutung dieser Rollen ist aus Sicht der Patienten immens. Ebenso können sich die Pflegenden an diesen Rollen orientieren, um mehr über die Bedürfnisse, Wünsche und Anforderungen der Patienten zu erfahren.[31]

Die Rollen nach Peplau variieren je nach Patient. Dabei spielt es eine wichtige Rolle, wer der Patient ist, in welchem Alter dieser ist und welche Anforderungen er an den Patientenalltag stellt. Je nach den individuellen Bedürfnissen der Patienten variieren die Rollen. Die Rollen sind nach Peplau somit bedeutsam, um den individuellen Anforderungen Rechnung zu tragen. Wenn es sich um ein Kleinkind handelt, nehmen die Pflegekräfte die Rolle als Mutterersatz wahr. Bei einem Kind oder Jugendlichen handelt es sich vielmehr um eine Ersatz- oder Führungsperson, die beim Erwachsenwerden unterstützt und Halt bietet. Demgegenüber benötigen Erwachsene ebenfalls eine Gesellschaft mit Erwachsenen, sodass Pflegekräfte eine ebenbürtige Rolle einnehmen sollten.[32]

3.3.2 Die Phase der Beziehung zwischen Pflegeperson und Patient

Nach Peplau folgt die Beziehung zwischen Pflegenden und Patienten einer vierstufigen Beziehung. Innerhalb dieser Phasen verschieben sich die Rollenerwartungen im Laufe der idealtypischen Phasen. Die Pflegenden müssen sich an den divergierenden Erwartungen orientieren und nehmen in jeder Phase eine andere Rolle wahr. Zunächst beginnt die Beziehung zwischen Patienten und Pflegendem in der Orientierungsphase. Daraufhin folgt die Phase der Identifikation und Nutzung. Zu guter Letzt endet die Patienten-Pflege Beziehung mit der Ablösungsphase.[33]

Insbesondere die Kommunikation zwischen Patient und Pflegenden spielt in den einzelnen Phasen eine große Rolle. Mit dem Beherrschen der kommunikativen Grundlagen und dem gezielten Einsatz ist es möglich, die Prozesse zu optimieren und die Beziehung zu verbessern. Die erste Phase dient der Orientierung im Zuge des erstmaligen Aufeinandertreffens von Patient und Pflegekraft. Die Pflegekraft muss den Patienten zunächst kennenlernen und dessen

---

[30] Vgl. Gaßmann, Marschall, Utschakowski 2006, S.69.
[31] Vgl. Pflege Heute 7. Auflage, S.15.
[32] Vgl. Gaßmann, Marschall, Utschakowski 2006, S.69.
[33] Vgl. Manche, S.21f.

Probleme eruieren. Dafür ist es wichtig, dass die Pflegekraft auf die Probleme und Herausforderungen des Patienten eingeht. Informationsbroschüren oder weitergehende Informationen können ebenfalls dabei helfen, dem Patienten den Ablauf zu verdeutlichen und Ängste und Sorgen zu nehmen.[34]

Die zweite Phase stellt die Identifikation dar. Die Pflegekraft bleibt zunächst die Quelle für wichtige Informationen, die insbesondere den Pflegeprozess und den Ablauf der Zukunft betreffen. Darüber hinaus fungiert die Pflegekraft hier jedoch auch als Ersatzperson und nimmt diejenigen Rolle wahr, welche die Patienten emotional benötigen, ganz gleich, ob dies der Ersatz für Geschwister, Mutter oder andere Bezugspersonen ist.[35]

Im Mittelpunkt der Identifikationsphase steht die Führung durch die Pflegekraft. Für die Pflegekräfte ist es die Aufgabe, die Patienten zu motivieren und diese weiterzuentwickeln. Die Pflegekräfte sind auf die Hilfe der Patienten angewiesen, um die Situation aktiv zu lösen. Insbesondere dem aktiven Zuhören kommt mit Blick auf die kommunikativen Kompetenzen große Bedeutung zu. Auf die Identifikationsphase folgt die Nutzungsphase. Die Patienten nehmen nun die angebotenen Dienstleistungen in Anspruch und ziehen bestenfalls einen persönlichen Nutzen aus dem Angebot. Im Mittelpunkt der kommunikativen Prozesse stehen sachliche Gespräche. Die Pflegekräfte geben Anleitungen, unterstützen im Alltag und versuchen ihr Bestmögliches, um eine weitgehende Selbstständigkeit der Patienten zu ermöglichen. Hierbei fungieren die Pflegekräfte als fachliche Assistenz.[36]

Die letzte Phase in der Pflegetheorie nach Peplau ist die Ablösungsphase. Demnach stellt diese Phase den Idealfall dar. Der Pflegende erreicht die Selbstständigkeit und kann die neue Lebenssituation mit eigenen Kräften bewältigen. Die Pflegekraft hat den Patienten in den verschiedenen Phasen auf unterschiedliche Art und Weise unterstützt, um letztendlich in der Ablösungsphase das Ziel zu erreichen.[37]

3.4 Milieutherapie nach Edgar Heim

Die Milieutherapie gehört zu den umgebungsbezogenen Therapieansätzen. Zielsetzung dieser Ansätze ist eine adäquate Orientierung, mehr Sicherheit und Geborgenheit. Bei umgebungsbezogenen Therapien werden auch das pflegerische Umfeld miteinbezogen, um das Verständnis für die Dofizite und Verhaltensweisen der Erkrankten zu stärken. Trainings[38] des

---

[34] Vgl. Royal-Adam et. al. 2011, Kapitel 1.1. 1.
[35] Vgl. Manche, S.21f.
[36] Vgl. Royal-Adam et. al. 2011, Kapitel 1.1. 3.
[37] Vgl. Immenshuh, Schelle-Schäfer, Spahn 2005, S.368.
[38] Vgl. Wächtler/Feige 2005, S. 295 ff.

Pflegepersonals und der Angehörigen finden in psychoedukativen Einzel- und Gruppenge-sprächen statt.

Die Milieutherapie bezieht sich auf die räumliche Umgebung, die sozialen Kontakte und die alltäglichen Beschäftigungen der Erkrankten. Ziel dieser Therapieform ist die Einbindung aller Bezugspersonen des Erkrankten und ihm eine möglichst barrierefreie Umgebung zu schaffen, die seine individuelle Lebensgeschichte berücksichtigt. Dabei wird durch Anpassungen und Gestaltung des Wohnbereiches das Ziel verfolgt, die Funktionsfähigkeit und die Kompetenzen der Erkrankten möglichst lange zu erhalten. Studien haben gezeigt, dass soziale Kompeten-zen und kognitive Fähigkeiten in Wohngruppen besser erhalten bleiben als in einem Heim.[39] Mit der Veränderung des Wohn- und Lebensbereichs unter therapeutischen Aspekten, ent-steht eine dem erkrankten Menschen angepasste Milieustruktur, die eine positive Wirkung auf seine emotionale und psychische Situation hat. In dieser freundlichen Umgebung werden ge-spielt, gesungen, gebastelt und Spaziergänge gemacht. Die vertraute, anheimelnde Atmo-sphäre gibt dementen Menschen Geborgenheit und mindert Stress und Unruhe.[40]

Bei der Milieutherapie wird das Umfeld des Erkrankten den spezifischen Bedürfnissen ange-passt. Die Realitätsorientierungstherapie wird meist im stationären Umfeld angewandt und dient der Aktivierung vorhandener Kräfte. Sie wird als Gruppenarbeit angewandt.[41]

Die Milieutherapie ist eine von Edgar Heim entwickelte Form der therapeutischen Behandlung von Betroffenen mit psychischen Störungen. Bei dem Milieu handelt es sich um das Umfeld oder die Umgebung. Genauer gesagt handelt es sich um die Gesamtheit aller wirtschaftlichen, sozialen oder kulturelle Aspekte, die auf einen bestimmten Personenkreis oder ein Indivi-duum einwirken und den Menschen beeinflussen. Bei der Milieutherapie handelt es sich um die eine lange Zeit bevorzugte Behandlung in der Psychiatrie. Allerdings führten die Entwick-lungen der naturwissenschaftlichen Medizin langfristig dazu, dass andere Therapiekonzepte die führende Rolle übernahmen. Die Milieutherapie rückte tendenziell in den Hintergrund, die Entwicklung ist jedoch in der letzten Zeit insbesondere in psychiatrischen Krankenhäusern gegenläufig. Das Konzept der Milieutherapie kommt häufiger zum Einsatz.[42]

Das frühere Selbstverständnis der psychiatrischen Pflege ging dahingehend, die Gesellschaft vor dem Patienten und den Patienten vor sich selber zu schützen. Der Umgang mit dem Pati-enten war sekundär, vielmehr ging es um den Schutz anderer Personen. Das Menschenbild

---

[39] Vgl. Romero 2004, S. 419.
[40] Vgl. Wettstein/Brändle 2002, S. 31 ff.
[41] Vgl. Krämer/Förstl, 2008, S. 178f.
[42] Vgl. Mohsen 2017, S.1ff.

änderte sich jedoch und die Lebensumgebung der Betroffenen bekam immer größere Bedeutung. Im Zuge dessen entwickelte Edgar Heim das Konzept der Milieutherapie, welches ein heilsames Milieu im Krankenhaus schaffen sollte. Dies sollte mit der interdisziplinären Zusammenarbeit verschiedener Berufsangehöriger erzeugt werden, wovon sämtliche Beteiligten profitieren können.[43]

Das Konzept der Milieutherapie basiert auf den Prinzipien der therapeutischen Gemeinschaft, das von Maxwell Jones entwickelt wurden. Dieser wies bereits daraufhin, dass die Umgebung und Atmosphäre von enormer Bedeutung sind, wenn es um das natürliche Lernen und ein persönliches Wachstum geht. Die Atmosphäre in der Umgebung ist somit von enormer Bedeutung. Umgebungen, in denen Lärm, Misstrauen oder Rivalität vorherrschen, sind nicht ideal, um Persönlichkeiten weiterzuentwickeln oder eben die psychiatrische Pflege voranzutreiben. Die Milieutherapie ist somit ein therapeutischer Ansatz, der der Einrichtung des Hauses, der Atmosphäre und mithin der gesamten Umgebung große Bedeutung zukommen lässt. Spezielle therapeutische Programme können Vorteile bieten und die Menschen fördern, der Milieutherapie nach kommt jedoch der Umgebung eine größere Bedeutung zu. Es geht somit nicht darum, was die Mitarbeiter tun, sondern wie sie etwas tun.[44]

In der psychiatrischen Pflege ist die Milieutherapie eine Chance, die Betroffen mit psychiatrischen Störungen zu behandeln und positiv zu beeinflussen. Mit der Milieutherapie versuchen die Pflegenden, die Umgebung der Betroffenen auf eine bestimmte Art und Weise zu verändern, um somit das therapeutische Milieu zu schaffen. Dabei handelt es sich um eine bestimmte Struktur, die dazu beiträgt, bei den Personen für Veränderungen zu sorgen, die mit dem Milieu in Kontakt treten. Besonders bedeutend ist die Milieutherapie für bestimmte psychiatrische Angebote wie die Gruppenarbeit. Die Gruppenarbeit und die therapeutische Gemeinschaft an Mitarbeitern, Patienten und Co zielt darauf ab, Probleme und Konflikte zu lösen. Um auch hier das gesamte Potential der Behandlung zu nutzen, muss das Gruppensetting stimmen. Nur bei einem entsprechenden Milieu und Umfeld sind positive Veränderungen wahrscheinlich.[45]

---

[43] Vgl. Hametner 2007, S.68.
[44] Vgl. Wingchen, 2004, S.107.
[45] Vgl. Heim 1985, S.4.

4. Wirksamkeit und Effizienz der Gruppenarbeit in der psychiatrischen Pflege (Analyse)

In der jüngeren Zeit wurde die Gruppenarbeit in der psychiatrischen Pflege weiterentwickelt und kommt immer häufiger zur Anwendung. Dabei stellt sich die Frage, welche Voraussetzungen in der psychiatrischen Pflege gegeben sind und ob die Gruppenarbeit in der psychiatrischen Pflege grundsätzlich wirksam und effizient ist.[46]

Bei der Gruppenarbeit in der psychiatrischen Pflege stellten viele Ärzte und Experten trotz der zunehmenden Verbreitung das Konzept der Gruppensitzungen und Therapie in Frage. Einige Stationsleiter äußerten die Frage, ob die Gruppenarbeit effizient und wirksam ist und der angestrebte Nutzen erreicht wird. Ein Kritikpunkt, der die Effizienz der Gruppenarbeit auf psychiatrischen Stationen in Frage stellt, ist die mangelhafte Ausbildung des Personals. Auf psychiatrischen Stationen finden sich Krankenschwestern oder Assistenzärzte, bei welchen es in der Ausbildung keine Unterweisung in derartige Methoden gab. Häufig besitzen auch die Ärzte und leitenden Angestellten keine entsprechenden Erkenntnisse. In diesem Fall ist es schwierig die Gruppenarbeit erfolgreich zu implementieren und umzusetzen. Hinsichtlich der Effizienz der Gruppenarbeit ist somit darauf zu verweisen, dass bei nicht entsprechend ausgebildeten Personal die Wirksamkeit ausbaufähig bleibt und das Potential nicht vollkommen genutzt wird. Zugleich sind jedoch die mangelnden Kompetenzen auch ein Grund für die Kritik am Konzept. Schließlich fördern die Ärzte ohne Kenntnisse der Gruppenarbeit dieses Angebot tendenziell eher nicht. Oftmals wird dann vorschnell die Kritik geäußert, dass die Effizienz ausbaufähig ist und es bessere therapeutische Methoden gibt.[47]

Das Konzept von Peplau steht einer grundsätzlichen Anwendung von Gruppenarbeit offen gegenüber. Peplau stellt fest, dass die psychiatrische Pflege die Diagnose von Verhaltensweisen umfasst, dessen Behandlung im Folgenden stattfindet. Die eigenen Probleme und Schwierigkeiten der Patienten stehen im Vordergrund der Bemühungen, Erforschung und Kontrolle sind grundsätzlich notwendig. Eine professionelle Hilfe wird notwendig, da die psychiatrischen Probleme zu einem beeinträchtigten Leben in der Gemeinschaft führen. Die professionelle Hilfe kann durch verschiedene therapeutische Angebote erfolgen, eines davon ist die Gruppenarbeit.[48]

Grundsätzlich setzt sich Peplau in ihrer interpersonalen Theorie kaum oder nur rudimentär mit der Umwelt der Betroffenen auseinander. Peplau stellt jedoch explizit fest, dass der Umwelt

---

[46] Vgl. Gruhle et. al. 1961, S. 105.
[47] Vgl. Yalom 2014, S. 54.
[48] Vgl. Kummetz 2014, S.24f.

eine große Bedeutung zukommt, da die Kultur die Entwicklung der Persönlichkeit stark beeinflussen kann. Hier korrespondiert die Denkweise Peplaus mit der Milieutheorie von Edgar Heim. Auch wenn dieser den Fokus ausschließlich auf Umwelt und Milieu legt, scheinen beiden Denkansätze und -muster weitgehend miteinander zu korrespondieren. Somit kommt es in der psychiatrischen Pflege oder in der Gruppenarbeit entscheidend darauf an, ein günstiges Umfeld für die Patienten zu entwickeln. Die Gruppe muss ein förderndes Klima aufweisen, das sich positiv auf das Wohlbefinden der Patienten auswirkt und diese bestenfalls zur aktiven Beteiligung an der eigenen Genesung motiviert. Die Pflegeperson muss nach Peplau die Bedürfnisse der Pflegebedürftigen akzeptieren. Da die Bedürfnisse der Patienten im Vordergrund stehen und höchste Priorität haben, scheint eine Gruppenarbeit häufig schwierig. Schließlich kommen dann weitere Patienten in den Kontakt mit den Betroffenen, welche nicht unbedingt die Bedürfnisse der anderen Betroffenen priorisieren. Es ist bei der Gruppenarbeit somit erforderlich, dass die Pflegenden aufmerksam sind und die Umgebung im Blick behalten.[49]

In der Praxis geht es in der Gruppenarbeit darum, eine therapeutische Gemeinschaft zu bilden, die sich in allen Belangen positiv auf das Wohl der Betroffenen auswirkt. Demnach gehören Patienten, Pfleger, Ärzte und Angehörige aller Berufsgruppen zu dieser therapeutischen Gemeinschaft. Hierbei korrespondiert der Anspruch der Gruppenarbeit mit den milieutherapeutischen Methoden, welche ebenfalls die Umgebung als entscheidenden Aspekt ansehen, dessen Veränderung dazu führen kann, die Patienten nachhaltig zu verändern und positiv zu beeinflussen.[50]

Hinzuweisen ist dabei auch auf die Untersuchungen von Rief und Henningsen. Sie vergleichen die beiden Lösungsansätze der einzeltherapeutischen Sitzungen und der Gruppentherapie. Die diesbezüglichen Erkenntnisse lassen sich auf die grundsätzlichen Vorteile und Nachteil des Gruppentrainings übertragen: In der Gruppe erhalten die Teilnehmer die Rückmeldung durch die anderen Gruppenmitglieder. Die gegenseitige Unterstützung ist für das Erreichen der Ziele hilfreich. Die Motivation steigt, die Gefahr von Abbrüchen beziehungsweise Rückschlägen reduziert sich. Ein Nachteil des Gruppentrainings respektive der Gruppentherapie ist die Verlagerung des Fokus von der Einzelperson hin zur Gruppe. Die Bedürfnisse und die Ausgangslage der einzelnen Personen stehen nicht mehr im Vordergrund, sondern die Teilnehmer ordnen sich in einer gewissen Form der Gruppe unter. Daher empfehlen Rief und Henningsen die Kombination aus Einzeltherapie und Gruppentraining. Die Vorteile beider Optionen werden dadurch in Kombination erreicht. Ein interessanter Aspekt ist die Förderung der psychischen Stabilität. Gelingt es den Teilnehmern durch das Gruppentraining Sicherheit zu

---

[49] Vgl. Brunen/Herold, 2001, S.84.
[50] Vgl. Haupt, Jochheim 2002, S. 358.

erlangen und Ängste abzubauen, dann bewältigen die Menschen gewöhnliche und ungewöhnliche Situationen in Beruf und Freizeit besser. Sie gewinnen an Sicherheit, wodurch sich die Gefahr von psychosomatischen Beschwerden reduziert.[51]

Gaßmann, Marschall und Utschakowski geben an, eine Gruppe könne besonders effizient arbeiten, wenn die optimale Gruppengröße gewählt wird. Es ist anzustreben, zwischen 6 und 12 Personen einer Gruppe zuzuordnen. Ist die Gruppengröße zu klein, dann wird die Entstehung vielfältiger Beziehungen zwischen den Gruppenmitgliedern verhindert. Eine zu große Gruppe bietet wenig Möglichkeiten, vertrauensvolle Beziehungen auszubilden. Es besteht die Gefahr der Zersplitterung der Gruppe in mehrere Untergruppen, wodurch die effektive Arbeitsweise gestört wird. Für die effiziente Durchführung der Gruppenarbeit sind Regeln wichtig. Praktische Erfahrungen haben gezeigt, dass Regeln im Vorfeld definiert werden sollten und der Gruppe bekannt gemacht werden müssen. Die Regeln beziehen sich vor allem auf den gegenseitigen Umgang miteinander.[52]

Die Wirksamkeit der Gruppenarbeit in der Psychiatrie wird in der Literatur bestätigt. Ein Vorteil der Gruppenarbeit - im Vergleich zur Einzelarbeit - ist die Schaffung neuer Situationen. Die Patienten setzen sich mit vielfältigen Handlungsoptionen auseinander und trainieren Verhaltensweisen. Ein wichtiger Faktor ist die Selbstreflexion. Die Gruppenmitglieder erhalten durch die anderen Gruppenmitglieder direkte Rückmeldung über ihr Verhalten. Sie setzen sich in der Folge mit den eigenen Verhaltensweisen auseinander. Positive Erlebnisse sind Selbstbestätigung, Vertrauen und Sicherheit. Ein wichtiges Ziel jeder Gruppe ist der Abbau unsozialen Verhaltens. Innerhalb der Gruppe wird das unsoziale Verhalten gespiegelt, konstruktiv kritisiert und abgebaut.[53]

Dabei sind diverse Faktoren bekannt, die die Wirksamkeit hinsichtlich der Heilung der Patienten positiv beeinflussen. Das Einflößen von Hoffnung und die Universalität des Leidens sind zwei wichtige Wirksamkeitsfaktoren. Die Patienten erhalten durch die Gruppe die Gewissheit, nicht die einzige Person zu sein, die an psychischen Problemen leidet beziehungsweise nicht die einzige Person zu sein, die in bestimmten Situationen Handlungsschwierigkeiten aufweist. Die Übermittlung von Informationen ist in der Gruppenarbeit ebenso wichtig. Die Gruppenmitglieder dürfen nicht alleine gelassen werden, sie benötigen Informationen und Anleitung, um sich zu entwickeln. Zwischenmenschliches Lernen ist ein weiterer Wirksamkeitsfaktor zur Genesung.[54]

---

[51] Vgl. Rief, Henningsen 2015, S. 433.
[52] Vgl. Gaßmann, Marschall, Utschakowski, S. 181.
[53] Vgl. Amberger, Roll 2010, S. 176.
[54] Vgl. Amberger, Roll, 2010, S. 176.

Vor diesem Hintergrund ist auf die Effektivität der Gruppenarbeit für das soziale Lernen der Patienten hinzuweisen. Dies impliziert, dass das Milieu entsprechend gestaltet wird, um dieses Lernen zu ermöglichen. Das Milieu oder die Umgebung auf einer psychiatrischen Station bestehen aus einem großen Teil aus anderen Patienten mit psychischen Störungen. Die Verschiedenheit der Krankheitsbilder und die Vielfalt an unterschiedlichen Störungen erfordert einen genauen Blick auf das Konzept der Gruppenarbeit. Einige Gruppenmodelle setzen hohe Ansprüche an die Patienten und den Therapeuten. Hier sollte eine Veränderung erfolgen. Schließlich hängt die beste Einsatzform immer von der Umgebung der Patienten, vom sogenannten Milieu ab.[55]

Grundsätzlich ist die Gruppenarbeit jedoch lediglich eine Art Vorstufe der Milieutherapie. Strikte Verfechter dieses Ansatzes würde die Gruppenarbeit schlichtweg nicht weit genug gehen. In einem ersten Schritt bezieht die Gruppenarbeit Faktoren des Umfelds und der Umgebung mit in die Planung der Therapie ein. Bei der Gruppendiskussion werden die Betroffenen unweigerlich mit ihrer Umgebung konfrontiert. Allerdings fehlt es hier meist noch an einer aktiven Gestaltung und Modifizierung der Umgebung, nach dem Gusto, dass diese die besten Bedingungen für Heilung, Genesung und Behandlung bieten soll.[56]

5. Fazit

In dieser Arbeit ging es darum, die Möglichkeiten der Umsetzung der Gruppenarbeit in der psychiatrischen Pflege darzustellen. Relevant für diese Thematik ist die Überlegung, dass in der Gruppe auch für Patienten in der Psychiatrie soziale Fähigkeiten besser erlernt werden können als z.B. in einer Einzeltherapie oder anderen therapeutischen Möglichkeiten.

Dazu wurde zunächst auf zentrale Inhalte der Gruppenarbeit hingewiesen. Aufgezeigt wurde dabei, dass Gruppenarbeit mit Modelllernen und sozialem Lernen verbunden werden kann, wobei der Begriff der sozialen Kompetenz wesentlich ist. Die Bedeutung der pflegtherapeutischen Gruppen in der psychiatrischen Pflege hat zentral damit zu tun, dass sich das berufliche Selbstverständnis der psychiatrischen Pflege im 21. Jahrhundert verändert hat. Heute geht es zentraler darum, den Patienten in der Bewältigung seiner Störung zu unterstützen, also Prozesse der Selbstorganisation und selbständigen Bewältigung eventueller psychischer Probleme zu unterstützen. Dies impliziert, dass die Beziehung zwischen den Pflegenden und dem Patienten heute wichtiger ist als noch vor einigen Jahren, womit die Bedeutung von sozialen Beziehungen hervorzuheben ist. Dabei ist es Aufgabe der Pflegenden, den Patienten in der

---

[55] Vgl. Koechel, Ohlmeier, 1987, S. 54.
[56] Vgl. Heim 1985, S. 4.

Bewältigung seiner psychischen Störung zu unterstützen und ihm Empathie und Wertschätzung entgegenzubringen. Vor diesem Hintergrund wurde auf die Bedeutung der Gruppenarbeit nach Peplau für die Beziehung zwischen Pflegeperson und Patienten hingewiesen. Eine optimale Pflege ist dabei nach Peplau nur gewährleistet, wenn der Pflegende verschiedene Rollen einnehmen kann und dem Patienten somit die Möglichkeit gibt, gleichmäßig die verschiedenen Rollen zu erleben. Hingewiesen werden kann dabei auch auf die Aufrechterhaltung der normalen Lebensumstände des Patienten. Dies bedeutet auch, dass sich die Pflegeperson an den Erwartungen des Patienten orientieren sollte. Die sich daraus ergebende Beziehung ist also in erster Linie sozial und kommunikativ ausgerichtet.

Die Bedeutung dieser Inhalte wird auch in der Milieutherapie nach Heim betont, die als zweite Theorie in dieser Arbeit behandelt wurde. Dabei geht es darum, dem Patienten eine möglichst optimale Umgebung zu schaffen, was auch in einer stationären Einrichtung erreicht werden kann. Der Patient kann dazu beispielsweise in einer Wohngruppe wohnen und so soziale Kompetenzen erwerben. Dem Patienten soll also dergestalt begegnet werden, dass er nicht weggesperrt wird, sondern es erfolgt eine Interaktion und Kommunikation mit dem Patienten vor dem Hintergrund eines zu gestaltenden optimalen Umfeldes. Der Patient wird dabei praktisch in eine therapeutische Gemeinschaft eingebunden. Der Patient kann so positiv beeinflusst werden.

Was die Effizienz und Wirksamkeit dieser Therapieformen im Rahmen der Gruppenarbeit anbetrifft, so ist zunächst darauf hinzuweisen, dass das Personal auch entsprechend geschult sein muss, um die Inhalte auch umsetzen zu können. Es kann dabei für eine Klinik eine Herausforderung sein, für den einzelnen Patienten ein positives Umfeld zu schaffen oder zu diesem eine Beziehung aufzubauen, wie sie Bestandteil der Theorie von Peplau ist. In der Praxis sollte deshalb genau auf die Bedürfnisse des Patienten geachtet werden, wobei der Aufbau einer derartigen Beziehung, wie sie Peplau konzipiert hat, von der Pflegeperson sehr viel Kompetenz und ein gutes Rollenverständnis erfordert. Es ist auch darauf hinzuweisen, dass der Patient ja auch mit anderen Patienten Kontakt hat und hier ist zu fragen, wie diese in das Milieu des Patienten eingebunden werden können.

Es bleibt aber festzuhalten, dass die therapeutischen Angebote, wie sie nach Peplau und Heim in der psychiatrischen Pflege für die Patienten konzipiert werden können, soziale Beziehungen ermöglichen, die zum Erlenen von sozialer Kompetenz am Modell (nämlich der Pflegeperson) führen können. Diese Inhalte der psychiatrischen Pflege wirken sich positiver auf die Gesamtsituation des Patienten aus als ein isolierendes Wegsperren in einer psychiatrischen Anstalt.

Literaturverzeichnis

Amberger, Stephanie, Roll, Sibylle C.: Psychiatriepflege und Psychotherapie, Stuttgart 2010.

Bandelow, Borwin, Trenckmann, Ulrich: Psychiatrie und Psychotherapie, Darmstadt 1999.

Brunen, Helgard / Herold, Eva Elisabeth: Ambulante Pflege: Die Pflege gesunder und kranker Menschen: Grundlagen - ganzheitliche integrative Pflege, 2. Aufl., Hannover 2001.

Felgner, Lutz: Psychiatrische Pflege, Stuttgart, 2008.

Felgner, Lutz: Psychiatrische Pflege: Unterrichts- und Arbeitsmaterialien für die Aus- Fort- und Weiterbildung, Stuttgart 2008.

Fuchs-Heinritz, Werner: Lexikon zur Soziologie, Wiesbaden 2011.

Galuske, Michael: Methoden der Sozialen Arbeit: Eine Einführung, 5. überarb. Aufl., Weinheim 2007.

Gaßmann, Mirjam, Marschall, Werner, Utschakowski, Jörg: Psychiatrische Gesundheit- und Krankenpflege: Mental Health Care, Heidelberg 2006.

Gruhle, Hans-Werner et. al.: Psychiatrie der Gegenwart: Forschung und Praxis, Band 3, Berlin Heidelberg 1961.

Hametner, Ingrid: 100 Fragen zum Umgang mit Menschen mit Demenz, Hannover 2007.

Harris, Michael: Rechtsfragen der medizinischen Praxis, in: Amberger, Stephanie und Roll, Sibylle (Hrsg.): Psychiatriepflege und Psychotherapie, Stuttgart, 2010, S. 206-216.

Haupt, Walter F., Jochheim, Kurt Alphons, Remscheid, Helmut: Neurologie und Psychiatrie für Pflegeberufe, Stuttgart 2002.

Heim, Edgar: Praxis der Milieutherapie, Berlin Heidelberg 1985.

Hillmann, Karl-Heinz: Wörterbuch der Soziologie, Stuttgart 2007.

Höhler, Elisabeth: Gerontopsychiatrische Pflege, Hannover 2004.

Holnburger, Martin: Pflegestandards in der Psychiatrie, München 2004.

Immenshuh, Schelle-Schäfer, Spahn, Ambulante Pflege: Die Pflege gesunder und kranker Menschen, Band 2 Wissenschaftlich fundiertes Pflegehandeln bei ausgewählten Krankheitsbildern, Hannover 2005.

Kiper, Hanna/Mischke, Wolfgang: Selbstreguliertes Lernen. Kooperation. Soziale Kompetenz. Fächerübergreifendes Lernern in der Schule, Stuttgart 2008.

Kistner, Walter: Der Pflegeprozess in der Psychiatrie. Beziehungsgestaltung und Problemlösung in der psychiatrischen Pflege, München 2002.

Koechel, Roland, Ohlmeier, Dieter: Psychiatrie Plenum, Beiträge zur Psychiatrie, Psychothera-pie, Psychosomatik und Sozialpsychologie aus Praxis und Forschung, W. Grewe, Probleme der Gruppenpsychotherapie in der Akutpsychiatrie, Berlin Heidelberg 198

Krämer, Georg; Förstl, Hans: Alzheimer & andere Demenzen: Antworten auf die häufigsten Fragen, Stuttgart 2008.

Kummetz, Barbara: Der pflegerische Beitrag zur therapeutischen Behandlung und Sicherung in der forensischen Psychiatrie. Eine qualitative Studie über Interviews mit Pflegekräften, Hamburg 2014.

Lindner-Müller, Christian: Soziales Lernen. In Arnold, K.H./Sandfuchs, U./Wiechmann, J. (Hrsg.): Handbuch Unterricht, Bad Heilbrunn 2009, S. 147-150.

Manche, Nicole: Repetitorium Pflege Heute, 3. Auflage, München/Jena 2011.

Mohsen, Hassan: Milieutherapie, München 2017.

Perren, Sonja et. al.: Selbst- und fremdbezogene soziale Kompetenz: Auswirkungen auf das emotionale Befinden, in: Malti, Tina/Perren, Sonja (Hrsg.): Soziale Kompetenz bei Kindern und Jugendlichen. Entwicklungsprozesse und Förderungsmöglichkeiten Stuttgart 2008, S. 89-107.

Pflege Heute 7. Auflage.

Rief, Winfried, Henningsen, Peter: Psychosomatik und Verhaltensmedizin, Stuttgart 2015.

Romero, B.: Selbsterhaltungstherapie. Konzept, klinische Praxis und bisherige Ergebnisse. In Zeitschrift für Gerontopsychologie & -psychiatrie, 17, 2, 2004, S. 119-134.

Royal-Adam, Josuas, Adam, Schleinitz, Professionelle Kommunikation in Pflege und Management: Ein praxisnaher Leitfaden, Hannover 2011.

Simon, Titus: Lehrbuch Soziale Gruppenarbeit: Eine Einführung, Weinheim 2019.

Universität Kassel (o.J.): Grundformen der Hilfe, http://www.uni-kassel.de/fb01/fileadmin/groups/w_270300/issl_galuske/KlassischeMethoden.pdf, Abruf vom 02.02.2020.

Wächtler, Claus/Feige, Andreas: Psychotherapeutische Konzepte bei Demenz, in: PID - Psychotherapie im Dialog, 6, 3, 2005, S. 295-303.

Wettstein Albert/ Brändle Daniel: Verhaltensstörungen bei Demenz. Praxiserfahrungsbericht von Milieutherapie und Risperdal-Behandlung in Schweizer Grundversorgerpraxen, in: Intercura, 79, 2002, S. 31-42.

Wingchen, Jürgen: Geragogik, Von der Interventionsgerontologie zur Seniorenbildung Lehr und Arbeitsbuch für Altenpflegeberufe, Hannover 2004.

Yalom, Irvin D.: Im Hier und Jetzt: Richtlinien der Gruppenpsychotherapie, Kapitel: Die Effizienz der stationären Gruppenpsychotherapie, München 2014.

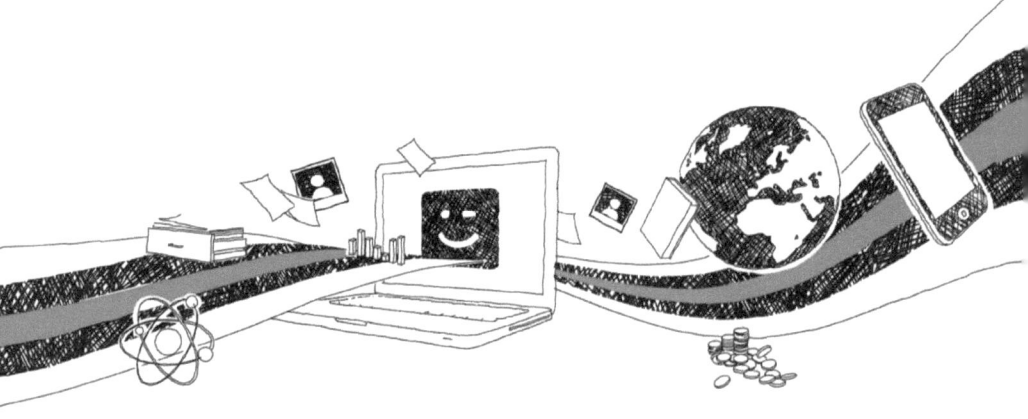
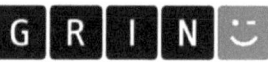